ESSAI

SUR LES

MATIÈRES COLORANTES

DE L'URINE NORMALE

PAR

Le Dr Charles SCHMITT

LICENCIÉ ÈS-SCIENCES PHYSIQUES
PHARMACIEN DE 1re CLASSE
ANCIEN EXTERNE DES HOPITAUX DE LILLE

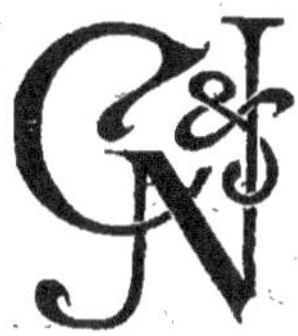

PARIS

GEORGES CARRÉ ET C. NAUD, ÉDITEURS

3, RUE RACINE, 3

—

1898

ESSAI

MATIÈRES COLORANTES

DE L'URINE NORMALE

PAR

Le Dr Charles SCHMITT

LICENCIÉ ÈS-SCIENCES PHYSIQUES
PHARMACIEN DE 1re CLASSE
ANCIEN EXTERNE DES HOPITAUX DE LILLE

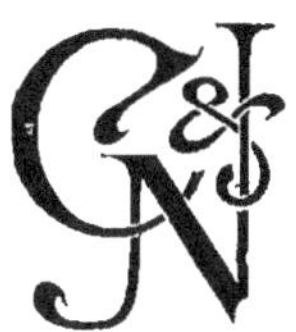

PARIS

GEORGES CARRÉ ET C. NAUD, ÉDITEURS
3, RUE RACINE, 3

—

1898

MEIS ET AMICIS

A MES MAITRES

DES FACULTÉS DE MÉDECINE ET DES SCIENCES
DE PARIS ET DE LILLE

A MON PRÉSIDENT DE THÈSE

MONSIEUR LE PROFESSEUR POUCHET

MEMBRE DE L'ACADÉMIE DE MÉDECINE
CHEVALIER DE LA LÉGION D'HONNEUR

HOMMAGE DE PROFONDE RECONNAISSANCE

AVANT-PROPOS

L'étude des matières colorantes de l'urine est assurément l'une des parties les plus obscures de la chimie biologique.

Cette obscurité tient à plusieurs causes : à l'instabilité de ces substances, aux difficultés de leur séparation, à l'absence de propriétés bien caractéristiques qui permettent de les distinguer.

Aucune d'elles n'a de précipitant ni de dissolvant vraiment propres, et les résultats si précis que Mac-Munn a obtenus au moyen du spectroscope peuvent être discutés, si l'on songe qu'il opérait sur des produits impurs et instables, et qu'un même produit présente des caractères spectroscopiques différents suivant la nature et la réaction de son dissolvant.

Seule, une matière colorante noire, l'uromélanine, présente des particularités remarquables. Nous nous sommes arrêté un peu plus longtemps sur son étude et nous avons recherché son action physiologique.

Nous divisons notre travail en deux parties : dans la première nous étudions les modifications survenant dans la coloration des urines sous l'influence de divers agents. Nous obtiendrons ainsi quelques renseignements sur le nombre et sur les propriétés des divers pigments et nous serons fixés sur leur origine. Nous verrons qu'un certain nombre naissent du pigment fondamental, ou d'un chromogène, sous l'action des réactifs employés et par conséquent n'entrent pour rien dans la coloration de l'urine récemment émise. — Dans la seconde partie nous entreprendrons l'étude de chaque matière colorante en particulier.

HISTOIRE

DE LA

DÉCOUVERTE DES MATIÈRES COLORANTES DE L'URINE

Proust, le premier, fit une étude attentive des principes colorants de l'urine. Dans deux mémoires, publiés l'un dans les *Annales de chimie* en 1800, l'autre dans les *Annales de chimie et de physique* en 1820, il s'occupe surtout d'une substance qu'il avait retirée de l'extrait urinaire et dont il faisait la cause de la couleur de l'urine. Il l'appela résine urinaire. Il constata qu'une partie de cette résine était soluble dans l'alcool et que le produit de l'évaporation de cette solution alcoolique se dissolvait en outre dans les alcalis, mais en était précipité par l'addition d'un acide.

Vauquelin, en 1811, publia, dans les *Annales du Muséum d'histoire naturelle*, une note sur « une matière rouge que les urines déposent dans certaines maladies ». Il remarqua qu'elle avait une fonction acide et l'appela pour cela acide rosacique. Il lui attribua la coloration rouge de certains calculs d'acide urique, mais il ne préjugea rien de sa constitution. Proust, au contraire, en avait fait un produit de transformation de l'acide lithique ou urique et la considérait comme du purpurate d'ammoniaque.

Wurzer, dans le Dictionnaire de Berzélius, démontra que l'acide rosacique n'avait aucun rapport avec l'acide urique. Il admit que la résine urinaire de Proust était constituée, non pas par la matière colorante primitive de l'urine, mais par des « produits de l'action décomposante des acides ».

Simon, en 1845, reprit l'étude de la matière colorante rouge de l'urine et la nomma uroérythrine.

La même année, Heller isolait l'uroxanthine, et identifiait l'urrhodine, produit de sa décomposition sous l'action des acides avec le pigment rouge de certaines urines.

Puis vinrent les travaux de Gubler, Virchow, Harley, Schunck, Eiselt, Carter. Ces auteurs s'occupèrent surtout des pigments pathologiques dont nous n'aborderons pas l'étude.

En 1868, Thudichum publiait un travail sur l'urochrome et sur les produits auxquels ce pigment donnait naissance.

Enfin, Jaffé indiqua un mode d'extraction d'une nouvelle matière colorante qu'il appela urobiline et dont on fit le synonyme d'urochrome.

Nous arrêterons là l'énumération des principaux travaux parus sur la question des pigments de l'urine. Nous avons omis beaucoup de noms qu'on s'attendait à y voir. Nous n'avons parlé ni d'acide omicholique, ni d'omicholine, ni d'urorubine, ni d'uromélanine, ni d'uropittine ; c'est que, si dans le cours de ce travail il nous arrive d'en parler, ce sera pour les identifier avec des matières colorantes déjà indiquées ou pour en faire des produits de leur transformation ou de leur décomposition.

PREMIÈRE PARTIE

ÉTUDE DES MODIFICATIONS SURVENANT DANS LA COLO-
RATION DES URINES SOUS L'ACTION DE DIVERS
AGENTS.

Nous disions que l'une des principales causes de
l'obscurité de la question des pigments de l'urine pro-
venait de leur instabilité et de leur rapide transformation sous l'action des réactifs employés. Proust, tout
le premier, prit pour le pigment primitif et fondamental ce qu'il appelait la résine urinaire, qui n'en était
qu'un produit de transformation. Aussi, pour éviter ces
erreurs, il nous a semblé utile d'entreprendre l'étude
des changements de coloration de l'urine survenant
par l'action de divers facteurs tels que : l'oxygène de
l'air, l'élévation de température, la réaction du milieu.

I. — Action de l'oxygène de l'air sur la coloration des urines.

Pour bien apprécier cette action, on peut diviser
l'urine en deux parties dont l'une sera abandonnée à
l'air libre, et dont l'autre sera soustraite au contact de
cet agent, ce qui se fait en versant à sa surface une cer-

taine quantité de vaseline liquide. Au bout de quelque temps, on constate que la couleur de la première urine a changé considérablement ; elle présente maintenant une teinte rouge brun ; celle de l'autre partie du même liquide n'a pas changé. Il est donc manifeste qu'il y a eu là, soit transformation par oxydation du pigment primitif, soit formation de pigment nouveau par le même mécanisme.

Cette action de l'oxygène de l'air ne se fait pas seulement sentir sur les pigments dissous dans l'urine, elle s'exerce également sur leurs précipités ; c'est ainsi qu'on voit rougir les précipités primitivement incolores ou légèrement jaunâtres obtenus en traitant l'urine par l'acétate de plomb ou le sulfate d'ammoniaque.

Pour éviter les erreurs résultant de cette oxydation, il faut donc, dans les diverses manipulations employées pour isoler le pigment primitif :

1° Éviter les opérations trop longues ;

2° Laver les divers précipités à l'eau bouillie ;

3° Les dessécher très rapidement en les comprimant entre des feuilles de papier buvard et achevant la dessiccation dans le vide.

II. — Action de la chaleur sur la coloration des urines.

Si le liquide est soumis en même temps à l'action de l'air, l'oxydation est rapide et l'urine prend une teinte brun rouge ; si elle est soustraite à tout agent d'oxydation, on observe encore un changement de coloration, mais il se produit avec plus de lenteur et le liquide devient rouge.

Une élévation de température semble donc agir en facilitant l'oxydation et en produisant un dédoublement.

Ce n'est pas un simple effet de concentration, car la coloration de l'urine ramenée à son volume primitif reste rouge et intense.

Il faut donc, lorsqu'on aura à évaporer une solution du pigment fondamental, opérer à froid et à l'abri de l'air, c'est-à-dire dans le vide.

III. — Action des acides sur la coloration des urines.

L'action des acides est différente suivant leur degré de concentration et suivant la température à laquelle on opère. Avec les acides étendus et à froid l'urine prend une teinte rouge grenat; à chaud elle est brun rouge et quelquefois noire, et il se dépose en même temps un précipité noir, ce qui nous porte à admettre qu'il se forme ici, comme par l'action de la chaleur, deux sortes de pigments rouges; l'un rouge grenat produit de dédoublement, l'autre rouge brun produit d'oxydation partiellement précipité par les acides. C'est la première de ces matières colorantes qui prend naissance lorsque l'on verse de l'urine dans de l'acide sulfurique concentré. Nous mettons en garde contre cette cause d'erreur ceux qui recherchent les acides biliaires en versant, goutte à goutte, l'urine additionnée d'une très petite quantité de sucre, dans de l'acide sulfurique concentré et qui croiraient caractéristique des acides taurocholique et glycocholique la coloration rouge pourpre qui pourrait se produire. La plupart des urines four-

nissent cette coloration, même en l'absence de toute
trace de sucre.

Nous pourrions essayer ici de séparer ces pigments,
mais nous pensons que cette opération sera mieux placée à la suite de l'article suivant.

IV. — Action des alcalis sur la coloration des urines.

Les alcalis ne semblent influencer en rien la coloration de l'urine récemment émise, toutefois ils n'empê-
chent pas l'action de l'oxygène de l'air ni celle de la
chaleur.

V. — Effets de la précipitation de l'urine par le sous-acétate de plomb.

Constatons d'abord que l'extrait de Saturne précipite à la fois la matière colorante jaune et les divers
autres pigments qui ont pris naissance par action de
l'air, de la chaleur ou des acides. Seule l'étude du précipité et de la solution obtenus avec l'urine fraîchement
émise est capable de nous éclairer. Examinons-les donc
et essayons d'en retirer les pigments qu'ils contien-
nent.

A. — Examen du précipité plombique.

Le précipité, obtenu par l'addition à l'urine d'acétate
triplombique, après plusieurs lavages à l'eau distillée
bouillie est traité par l'alcool, additionné de quelques
gouttes d'acide sulfurique à 1 pour 10. On jette rapidement sur filtre et on fait immédiatement du liquide filtré
deux parts. L'une est portée telle quelle à l'ébullition

pour chasser l'alcool, introduite ensuite dans un appareil
à décantation et agitée avec de l'éther. L'autre partie, additionnée d'ammoniaque en excès, est traitée de la même
façon. Nous avons donc, d'un côté, dans la solution
acide, le pigment primitif transformé ou mêlé aux divers
pigments qui ont pu prendre naissance par l'action des
acides, de l'autre, en solution alcaline, la matière colorante jaune fondamentale de l'urine peu modifiée.
Étudions d'abord cette dernière.

1° Solution alcaline.

La solution alcaline traitée successivement par
l'éther, l'alcool amylique, le chloroforme, la benzine ne
cède rien à ces deux derniers dissolvants.

L'éther lui enlève une substance jaune visqueuse. Le
résidu de l'évaporation est peu soluble dans l'eau, beaucoup plus soluble dans l'alcool, les alcalis, les acides.
Son pouvoir colorant est faible. Ses solutions ne présentent rien au spectroscope. Portées à l'ébullition, en présence d'un acide, elles changent de couleur et passent
du jaune clair au rouge brun, puis au brun foncé, mais
reprennent leur coloration primitive lorsqu'on les traite
par un réducteur tel que le zinc ou l'amalgame de
sodium. L'addition en excès d'alcali augmente l'inten-
sité de la coloration et donne un précipité noir au bout de
vingt-quatre heures, après addition d'alcool ; caractères
que nous retrouverons plus loin à propos de l'urochrome.

L'alcool amylique enlève une substance d'abord
incolore mais qui prend rapidement une teinte jaune à
l'air, c'est le chromogène de l'urochrome.

2° *Solution acide.*

L'éther enlève à la solution acide un pigment jaune qui n'est autre que l'urochrome.

L'alcool amylique s'empare de la matière colorante rouge. La couche inférieure du liquide qui primitivement était rouge brun tire maintenant plus franchement sur le brun.

La solution amylique présente des caractères spectroscopiques et, soumise à l'évaporation au bain-marie, abandonne une masse brune partiellement soluble dans l'alcool éthylique et l'éther, entièrement soluble dans les alcalis étendus. Les solutions alcooliques sont plus colorées et plus brunes que la solution amylique dont le pigment a été retiré. Il semble donc qu'une partie de la matière colorante rouge s'est transformée en pigment brun pendant l'évaporation. On décèle la présence de ce pigment brun de deux façons, soit en ajoutant un peu d'ammoniaque à sa solution alcoolique il se produit une coloration plus intense, soit en additionnant sa solution alcaline d'un volume égal d'alcool à 90°, on voit alors se former un précipité noir au bout de 24 heures. Ces caractères sont propres à l'uromélanine.

B. — **Examen de l'urine précipitée par le sous-acétate de plomb et filtrée.**

Le liquide filtré complètement incolore est débarrassé de son excès de sel de plomb par le sulfate de soude. On le divise en trois parties :

L'une d'elles exposée à l'air ne tarde pas à se reco-

lorer en jaune. Il existe donc dans l'urine un chromogène du pigment jaune qui n'est pas précipité par
l'acétate plombique. Il ne faut cependant pas faire un
trop grand nombre de précipitations, car ce chromogène pourrait être entraîné mécaniquement, ce que
nous avons observé plusieurs fois.

Nous avons vu précédemment que ce chromatogène
pouvait être enlevé par l'alcool amylique à l'urine alcaline, nous devons ajouter quelle que soit la réaction de
l'urine.

Mais, nous demandera-t-on, est-ce par un phénomène
d'oxydation que le chromogène donne naissance au
pigment jaune? Nous ne le pensons pas, car, en sous-
trayant l'urine décolorée à l'action de l'air, nous n'empê-
chons pas la recoloration.

Une autre partie de l'urine, additionnée de la moitié
de son volume d'acide chlorhydrique au $\frac{1}{10}$, est placée dans
un entonnoir à robinet avec quelques centimètres cubes
d'alcool amylique. Ce dissolvant se colore, au bout de
quelques heures, en rouge grenat et abandonne à l'évaporation une substance brune analogue à celle extraite
par le même procédé, au précipité plombique.

La troisième portion de l'urine acidifiée également
est portée à l'ébullition pendant une heure ou deux. La
coloration se manifeste rapidement, elle est moins rouge
et plus brune que celle qui s'est produite précédemment
à froid. La matière colorante passe dans l'alcool amylique qui abandonne à l'évaporation une substance contenant aussi un ou des pigments rouges et un pigment
brun, mais de ce dernier en plus grande quantité.

De ces divers essais il semble résulter qu'il existe dans l'urine trois sortes de pigments :

Un pigment jaune, principe colorant de l'urine fraîche ;

Des pigments rouges ;

Des pigments bruns produits d'hydratation, d'oxydation, de dédoublement ou de décomposition du pigment primitif; de son chromatogène ou de chromatogènes spéciaux.

Nous allons maintenant étudier en détail leurs modes de préparation et leurs propriétés et essayer de mettre d'accord les résultats de nos expériences personnelles avec les travaux des auteurs.

DEUXIÈME PARTIE

ÉTUDE DES DIVERSES MATIÈRES COLORANTES EN PARTICULIER

1. — PIGMENT JAUNE

Urochrome.

Propriétés. — L'urochrome préparée pour la première fois par Thudichum se présente sous forme de croûtes jaunâtres amorphes, peu solubles dans l'eau, plus solubles dans l'alcool, très solubles dans l'éther, les alcalis, les acides minéraux.

Son pouvoir colorant est faible, comparativement surtout à celui des substances qui en dérivent.

A la longue, ses solutions, primitivement jaunes, deviennent rouges, puis brunes, elles se troublent et abandonnent un dépôt résineux.

Tant que nous l'avons observée fraîchement préparée, nous n'avons pas constaté de bandes au spectroscope. Thudichum accordait cependant à ses solutions alcooliques et acides une bande noire, étroite entre F et G, très près de F, bande qui disparaissait par l'addition d'un alcali. Nous sommes porté à croire que ce caractère spectroscopique appartient plutôt à un de ses dérivés.

SCHMITT.

2

L'hydrogène naissant est sans action. Il ne peut ramener l'urochrome à son chromogène puisqu'il n'en dérive pas par oxydation. Nous n'avons jamais observé la formation d'un pigment brun, en traitant sa solution alcoolique par l'amalgame de sodium.

L'oxygène et les oxydants donnent naissance à une matière colorante rouge qui présente un spectre d'absorption. Pour certains auteurs il se forme de l'uroérythrine, pour d'autres de l'uroroséine. Zawadski a obtenu ce dernier pigment par oxydation de l'urochrome, au moyen du calomel en milieu alcalin.

Une oxydation plus énergique ou en milieu acide donne de l'uromélanine qui ne présente pas de spectre. Rabuteau avait signalé, dans l'urine abandonnée à l'air, la formation d'un corps présentant une bande d'absorption qui disparaissait ensuite rapidement. L'explication de ce phénomène est simple. L'urochrome donne, à un premier degré d'oxydation, un pigment rouge ayant une bande étroite et faible, puis, à un degré d'oxydation plus avancé, de l'uromélanine qui éteint la plus grande partie du spectre et produit la disparition de la raie primitivement observée.

Les alcalis donnent dans quelques cas une fluorescence verte, après addition de quelques gouttes d'une solution de chlorure de zinc.

Les acides étendus, à l'ébullition, donnent naissance à deux pigments, l'un rouge, l'autre noir. Le premier fut appelé par Thudichum acide omicholique, le second uromélanine. Ce dernier ne se forme que si l'ébullition est assez prolongée, pour remettre l'action de l'oxygène de l'air, ou si l'on ajoute un oxydant tel que l'acide nitrique, ou du permanganate de potasse. Le pigment rouge passe, en grande partie, à l'état de pigment brun qui lui-même se dépose sous forme d'une masse brune, amorphe.

Un grand nombre de corps précipitent l'urochrome de ses solutions :

Le perchlorure de fer donne un précipité volumineux, le nitrate d'argent forme avec lui une combinaison de consistance gélatineuse, soluble dans l'acide nitrique et dans l'ammoniaque.

L'acétate et le sous-acétate de plomb, l'acétate et le sulfate mercurique donnent un précipité jaune, rougissant à l'air.

Avec l'azotate mercurique, le précipité, d'abord blanc, devient chair pâle, par l'ébullition, et le liquide qui surnage devient rouge rose.

Le sulfate d'ammoniaque ne le précipite pas.

La liqueur de Fehling n'est pas réduite.

En résumé, l'urochrome ne présente pas de propriétés bien saillantes, il est surtout caractérisé par les produits auxquels il donne naissance par l'action des oxydants et des acides.

Caractères distinctifs de l'urochrome et de l'urobiline.

On identifie ordinairement l'urochrome et l'urobiline. Ce sont cependant deux pigments bien distincts.

L'urobiline est une poudre rouge foncé, l'urochrome est une poudre jaune. Celui-ci n'a pas de caractères spectroscopiques, celui-là présente une bande très nette, la première est précipitée par le sulfate d'ammoniaque, le second ne l'est pas ; l'urobiline provient des pigments sanguins et biliaires, l'urochrome est plutôt un produit de résorption intestinale d'un produit excrémentitiel.

D'où peut provenir une pareille confusion ? — La cause en est dans l'instabilité de l'urochrome qui se transforme très rapidement en un pigment rouge qui présente une bande au spectroscope, et à la fluorescence que donne assez souvent l'urochrome avec l'ammoniaque et le chlorure de zinc, réaction que certains auteurs considèrent comme caractéristique de l'urobiline.

Nous avons systématiquement appliqué à l'urine normale les procédés de préparations de Jaffé, Mac-Munn et Méhu et une fois seulement sur plus de trente observations nous avons constaté le spectre de l'urobiline.

Le produit que nous avons obtenu était un mélange d'urochrome et du pigment rouge qui en dérive. Nous avons bien observé une bande occupant à peu près la même situation que celle de l'urobiline mais ne présentant pas sa stabilité, elle disparaissait en quelques heures ou presque instantanément par l'addition d'une goutte d'acide nitrique.

Nous réserverons donc le nom d'urobiline au pigment pathologique rouge qui donne au spectroscope une bande stable située en un point compris entre 500 λ et 489 λ.

Origine et transformation de l'urochrome dans l'organisme. Urochromogène.

Nous avons vu, au début de ce travail, qu'une urine déféquée à l'acétate de plomb et débarrassée de l'excès de ce sel par une solution de sulfate de soude, reprenait peu à peu sa coloration jaune. L'urochrome provient donc d'un chromogène qui n'est pas précipité par l'acétate de plomb. Ce chromogène est soluble dans l'alcool amylique qui peut l'enlever à l'urine. Il se présente alors sous la forme d'un liquide épais, visqueux, incolore, qui ne tarde pas à jaunir. Nous avons démontré que ce n'est pas par oxydation qu'il se transforme en urochrome, puisque cette transformation se fait à l'abri de l'air et que les réducteurs ne permettent pas de remonter du pigment à son générateur.

Quelle est la nature de ce chromogène?

Nous verrons plus loin que Brieger fait de l'uromélanine un dérivé du scatol.

D'un autre côté, nous avons vu que l'uromélanine était un produit d'oxydation d'urochrome; il est donc fort probable que le pigment jaune est un produit intermédiaire au scatol et à l'uromélanine. L'urochromogène serait au scatol ce que l'indican est à l'indol, peut-être faut-il voir en lui l'acide scatoxylsulfurique.

Thudichum attribuait à l'urochrome une part dans les accidents urémiques. Elle agirait non par elle-même, mais par ses dérivés: uromélanine, uropittine, acide omicholique, qu'il dit avoir trouvés dans le sang, les tissus, l'enduit des dents.

Préparation de l'urochrome.

Nous avons appliqué à la préparation de l'urochrome les divers procédés indiqués par Thudichum, Jaffé, Méhu. Seul, le procédé de Thudichum nous a donné de bons résultats.

Voici en quoi il consiste :

L'urine est additionnée d'acétate de baryte, puis d'hydrate de baryte, jusqu'à ce que le mélange soit nettement alcalin. Il laisse en contact vingt-quatre heures et filtre. Le liquide filtré, additionné d'acétate de plomb ammoniacal, fournit un précipité qu'il recueille, lave et triture dans un mortier avec de l'acide sulfurique très étendu.

Après une nouvelle filtration, il neutralise l'excès d'acide par le carbonate de baryte; on filtre de nouveau et l'on dirige dans la liqueur un courant d'acide carbonique qui met l'urochrome en liberté. On le purifie en le précipitant par l'acétate mercurique, puis on décompose le produit mercuriel par l'hydrogène sulfuré; par évaporation, l'urochrome se dépose sous forme de croûtes jaunes, amorphes.

Pour éviter que l'urochrome ne s'oxyde au cours de ces diverses manipulations, il faut opérer toujours sous une couche de vaseline liquide qui le soustrait à l'action de l'air et se hâter de neutraliser l'acide sulfurique qui l'a enlevé au précipité plombique.

Nous le préparons encore de la façon suivante en nous basant sur l'insolubilité des uromélanates dans l'alcool et sur la propriété que possède l'uromélanine, de donner de l'urochrome par action de l'hydrogène naissant.

L'urine, additionnée de la moitié de son volume d'acide chlorhydrique à 1/10 et de quelques centimètres cubes d'acide nitrique est portée pendant deux heures à l'ébullition. Elle est ensuite traitée par un excès de lessive de soude. On ajoute un volume d'alcool à 90° égal au volume total du liquide et on laisse reposer vingt-quatre heures. L'uromélanate se rassemble à la partie inférieure du récipient. On le jette sur filtre : on le lave à l'eau alcoolisée et on le dissout dans de l'eau légèrement alcaline. On introduit cette solution dans un entonnoir à robinet, on ajoute de la poudre de zinc, on acidifie légèrement à l'acide chlorhydrique et on verse à la partie supérieure de l'éther. L'uromélanine est déplacée par l'excès d'acide et réduit au fur et à mesure de sa formation, il donne de l'urochrome qui se dissout dans l'éther.

On lave la solution éthérée à l'eau distillée bouillie et on évapore dans le vide.

On obtient ainsi de l'urochrome à peu près pur.

II. — PIGMENTS ROUGES

Nous avons vu qu'il existe dans l'urine deux sortes de matières colorantes rouges, l'une rouge brun provenant de l'oxydation de l'urochrome, l'autre rouge grenat paraissant résulter du dédoublement d'un chromogène spécial.

Le premier de ces pigments fut appelé aussi rosacique par Proust. Fordos lui donna le nom d'acide uroérythrique, Golding-Bird celui de purpurine, Simon enfin la nomma uroérythrine, nom que nous lui conserverons.

Quant au pigment rouge grenat on voit généralement en lui un dérivé de l'indol et non, comme le voulait Giacosa, un produit de la destruction de l'hémoglobine dans le foie. Nous l'étudierons sous le nom d'indirubine qui indique à la fois son origine et sa couleur.

Uroérythrine.

Propriétés. — L'uroérythrine se présente sous la forme d'une masse rouge brun, amorphe, de réaction acide, lentement soluble dans l'eau à froid, soluble dans l'alcool, peu soluble dans l'éther ; le sulfate d'ammoniaque, l'acétate de plomb, les nitrates mercureux et mercuriques la précipitent de ses solutions.

La lumière fait perdre à ses solutions leur réaction spectrale.

Thudichum lui accordait trois bandes d'absorption,

les deux premières à droite et à gauche de F, très près
de F, la troisième beaucoup moins intense à gauche et
très près de E.

Zoja n'en admit que deux, situées la première entre
les longueurs d'onde λ. 550-528, la seconde entre λ. 508-
484.

L'hydrogène naissant, obtenu par l'amalgame de
sodium ou par le zinc et l'acide chlorhydrique, fait
passer la coloration des solutions d'uroérythrine du
rouge brun au jaune. Il se forme de l'urochrome.
Le pigment jaune ainsi obtenu redonne de l'uroérythrine par simple oxydation à l'air ou sous l'action de
quelques bulles de chlore.

Rabuteau attribue aux alcalis et aux carbonates alca-
lins le même pouvoir réducteur. Nous avons toujours
constaté, à l'inverse de cet auteur, une augmentation de
la coloration des solutions sous leur influence. Les
propriétés attribuées par cet auteur à l'uroérythrine
appartiennent, nous le verrons plus loin, à l'indirubine.

Thudichum avait regardé comme caractéristique de
l'uroérythrine la coloration verte que prenaient ses
solutions acides par l'addition d'un alcali et l'impossibi-
lité de les ramener au rouge par un nouvel excès d'acide.

Les acides sulfurique et chlorhydrique étendus faci-
litent l'oxydation de l'uroérythrine et sa transformation
en uromélanine.

Il faut reconnaitre que nous savons peu de chose
sur les propriétés de l'uroérythrine. Elle a sa place
dans la longue chaine des corps qui dérivent de l'urochrome par oxydation et dont le terme ultime est l'uro-

mélanine. Elle ne possède pas de propriétés bien caractéristiques qui permettent de l'isoler à l'état de pureté.

Préparation. — Son mode de préparation est des plus rudimentaires.

Rabuteau abandonne au contact de l'air l'urine additionnée des huit dixièmes de son volume d'acide chlorhydrique. Au bout de un ou deux jours le liquide a pris une coloration rouge vif ; on l'introduit alors dans un entonnoir à boule et on agite avec l'alcool amylique qui s'empare de la matière colorante. On soutire l'urine, on lave plusieurs fois l'alcool amylique à l'eau distillée et on évapore.

Le docteur Luigi Zoja l'extrait des sédiments rouge brique d'acide urique et d'urates qui se déposent spontanément dans certaines urines, ou dont il facilite la précipitation par refroidissement.

Les sédiments recueillis sur filtre sont lavés à l'eau glacée ; on les sèche, puis on les lave à l'alcool et à l'éther. On dissout ensuite les cristaux d'urates dans l'eau chaude et on extrait l'uroérythrine de cette solution au moyen de l'alcool amylique.

Certains auteurs, Heller, Hoffmann, Vetzmann ont fait de l'uroérythrine un pigment pathologique. Sa présence coïnciderait avec une affection du foie (hépatite interstitielle, alcoolique ou malarique, glissonite, néoplasie) ou avec un trouble de circulation de cet organe au cours d'une affection cardiaque, typhique ou pneumonique.

On est porté à se demander s'ils n'ont pas confondu cette matière colorante avec l'urobiline que Hayem a démontré être « le pigment du foie malade ».

Pigment de Giacosa.

Avant de passer à l'étude de l'indirubine, disons un mot du pigment rouge isolé par Giacosa.

Cette matière colorante, qui présente tous les caractères de l'uroérythrine et de l'uroroséine, en diffère par l'absence de caractères spectroscopiques et par sa composition dans laquelle entre du fer en notable proportion.

Préparation. — L'urine précipitée par l'acétate de plomb est filtrée et débarrassée de son excès de plomb par un courant d'hydrogène sulfuré. On chasse l'hydrogène sulfuré par l'ébullition et après refroidissement elle est additionnée de presque son volume d'acide chlorhydrique de densité 1,19. Le mélange devenu rose est agité avec de l'alcool amylique qui se colore en rouge rubis : on décante la liqueur amylique au bout d'une heure ; on lave à l'eau pour enlever l'acide et on distille l'alcool amylique. Le résidu est lavé à l'eau tiède et à l'eau ammoniacale, séché et traité par l'alcool et l'éther absolus. L'éther est évaporé, le résidu est lavé à l'eau faiblement ammoniacale, puis à l'eau pure, séché et repris par l'éther. Ces opérations sont répétées plusieurs fois.

Propriétés. — On obtient ainsi une masse brune, solide à la température ordinaire, qui cristallise à la longue dans une cloche au-dessus de l'acide sulfurique.

Les solutions dans l'alcool, l'alcool amylique et l'éther sont dépourvues de bandes d'absorption, ce qui distingue ce pigment de l'uroroséine de Nencki et Sieber qui présente une raie entre D et E. Les solutions éthérées et chloroformiques sont très faiblement fluorescentes (vert métallique), les solutions dans l'alcool éthylique et dans l'alcool amylique ne le sont pas.

Cette matière colorante d'après Giacosa laisse 0,45 pour 100 de cendre, presque exclusivement composée d'oxyde de fer. C'est là le seul caractère qui la distingue de l'indirubine dont nous parlerons tout à l'heure. Or nous ne l'avons jamais constaté, aussi nous croyons-nous autorisé à identifier le pigment de Giacosa avec le suivant.

Indirubine.

L'indol dont la plupart des auteurs font dériver la matière colorante qui nous occupe est un produit de la digestion pancréatique des matières albuminoïdes sous l'action, non d'un ferment soluble digestif, mais sous celle de ferments figurés, de microbes qui se développent dans le suc pancréatique alcalin.

La plus grande partie de l'indol est éliminée par les

matières fécales auxquelles il communique son odeur caractéristique. Une petite portion de ce corps est résorbée et après diverses transformations passe dans les urines, d'où Baumann et Brieger l'ont extrait à l'état d'indoxylsulfate de potasse. Par ébullition avec les acides ce sel se dédouble en sulfate acide de potassium et en indoxyle. C'est cet indoxyle, plus ou moins modifié, qui donne naissance à l'indirubine. Nous n'insisterons pas sur les états intermédiaires par lesquels il a dû passer, car on en est réduit sur ce point à de pures hypothèses.

Propriétés. — L'indirubine est un pigment rouge grenat quand il est sec. Les solutions dans l'alcool, l'éther, le chloroforme sont rouge rubis. Elle est soluble dans l'ammoniaque et dans les acides.

C'est probablement ce pigment que Rabuteau avait étudié sous le nom d'uroérythrine. Nous avons vu que soumise à l'action des réducteurs, la solution d'uroérythrine passait du rouge au jaune, mais ne se décolorait pas et que les oxydants la transformaient en un pigment brun, l'uromélanine. Les mêmes agents agissent bien différemment sur l'indirubine. Ils produisent tous deux le même effet, la décoloration.

Préparation. — Pour préparer l'indirubine, que nous considérons comme identique au pigment de Giacosa, nous avons modifié le mode opératoire de cet auteur de la façon suivante, qui supprime l'usage de l'hydrogène sulfuré et simplifie beaucoup la préparation.

Après défécation par l'acétate de plomb, l'urine est débarrassée de l'excès de ce précipitant par l'acide sulfurique au 1/10. La solution est alors prête à être épuisée par l'alcool amylique. On termine comme précédemment.

Omicholine et acide omicholique.

Ces deux substances signalées par Thudichum sont pourvues de caractères spectroscopiques. Elles présentent toutes deux une bande d'absorption entre D et E.

Ce sont deux corps résineux, rouges, solubles dans l'éther et dans l'alcool. L'omicholine est insoluble dans l'ammoniaque.

Leur composition est très différente : l'omicholine répond à la formule $C^{24} H^{38} Az O^{5}$, l'acide omicholique à $C^{5} H^{22} Az O^{4}$.

Ce dernier n'est probablement qu'un mélange d'uroérythrine et d'uromélanine.

III. — PIGMENTS BRUNS

Uromélanine.

L'uromélanine est le corps que Proust avait retiré au moyen de l'alcool de ce qu'il appelait la résine urinaire. Il la décrivit comme une poudre noire soluble dans l'alcool, très soluble dans les alcalis d'où elle est précipitée par les acides, « sous l'apparence, écrivait-il, d'un caillé fromageux, noir, volumineux ; quand elle est sèche, elle brille et ressemble à de l'asphalte concassé ». Il en faisait « le principe essentiellement teignant et odorant des urines ». Nous avons vu que l'uromélanine n'est pas, pour parler comme Proust, « la cause de la coloration des urines », mais seulement un produit d'oxydation et peut-être d'hydratation du pigment primitif.

Thudichum avait donné le nom d'uromélanine à la matière insoluble dans l'alcool et appelait uropittine celle qui était soluble dans ce véhicule, nous nous conformons à l'usage en intervertissant les noms.

L'uromélanine donne à la distillation un liquide très riche en pyrrhol.

Les réducteurs comme la poudre de zinc, l'amalgame de sodium régénèrent le pigment fondamental, l'urochrome. La solution passe du brun foncé au jaune ambré, mais ne se décolore pas.

Thudichum avait constaté que l'eau précipitait les solutions alcooliques d'uromélanine. Le précipité, sorte de résine brune, abandonnait à l'éther une matière à réaction acide qui est de l'uromélanine, et laissait un résidu insoluble qui n'est probablement qu'une transformation moléculaire de ce pigment. Nous proposons de l'appeler parauromélanine. Elle ne présente pas de caractères qui permettent de la différencier de l'uropittine.

On a prétendu que l'uromélanine présentait un spectre d'absorption, nous n'avons pas rencontré de bandes, mais une extinction du côté droit du spectre s'étendant jusqu'à l'orangé avec les solutions concentrées, s'arrêtant au vert avec les solutions plus étendues.

Ses solutions sont brunes ou noires, selon leur degré de concentration. Les solutions alcalines sont beaucoup plus foncées que les solutions alcooliques contenant la même quantité de pigments.

Les acides minéraux, l'acide acétique déplacent l'uromélanine de ses solutions alcalines.

La baryte, le chlorure de baryum, le sulfate de magnésie, les deux acétates de plomb la précipitent de ses solutions.

Zeller a signalé l'action de l'eau de brome sur l'urine qui contient de l'uromélanine. Il se forme un précipité abondant, jaunâtre, amorphe, noircissant par le repos. Ce précipité desséché a l'aspect d'une masse brillante noire, il perd son éclat par la trituration.

Préparation de l'uromélanine.

L'urine qui contient de l'uromélanine est précipitée

par la baryte. Ce précipité jaune brun foncé est lavé à l'eau puis à la soude caustique qui le dissout. On filtre et on précipite par l'acide sulfurique. On recueille le précipité, on le lave puis on le traite de nouveau par la soude. On reprécipite par un acide. Finalement on dissout l'uromélanine dans l'alcool et on évapore.

Nous préparons cette matière colorante d'une façon différente.

L'urine, additionnée d'acide chlorhydrique et d'un peu d'acide nitrique, est portée à l'ébullition ; quand elle a pris une teinte brun noirâtre on ajoute un excès de lessive de soude, de façon que le liquide soit nettement alcalin. On forme ainsi un uromélanate de soude qui est insoluble dans l'alcool et qui se précipite par addition de ce liquide. On laisse reposer vingt-quatre heures, on jette sur filtre, on lave à l'eau alcoolisée. Le précipité d'uromélanate est dissous dans un peu d'eau alcalinisée. On déplace l'uromélanine par un acide. On le recueille sur filtre, on le lave, on le dissout dans l'alcool qui abandonne ce pigment par évaporation.

Origine de l'uromélanine.

Ici encore règne une grande confusion. L'uromélanine fut regardée par certains auteurs comme le pigment du cancer mélanique. Il existe entre ces deux matières colorantes des différences assez grandes. La mélanine en effet est un pigment plus noir que l'uromélanine, elle est insoluble dans l'eau, l'alcool, l'éther, le sulfure le carbone, les acides étendus, mais elle est soluble dans la potasse et dans l'acide nitrique fumant qui la détruit. D'après R. Von Jaksch une urine contenant de la mélanine donnerait, par le perchlorure de fer, un précipité variant du blanc grisâtre au brun noirâtre suivant sa richesse.

L'uromélanine fut ensuite retrouvée dans l'urine de gens atteints de cancers non mélaniques. Zeller la signala chez un homme atteint de sarcomes multiples de la peau. Elle fut en outre rencontrée dans plusieurs cas d'entérite simple et tuberculeuse. On la regarda alors comme produit, par la résorption intestinale, de substances prenant naissance à la suite de fermentations anormales. Brieger la retrouva dans les urines après une injection de scatol homologue supérieur de l'indol, (β méthyl indol); s'appuyant en outre sur la richesse en pyrrhol de ses produits de distillation il en conclut que l'uromélanine était un dérivé du scatol, comme l'indigo était un dérivé de l'indol; mais l'uromélanine étant le produit d'oxydation de l'urochrome et de l'uroérythrine, il faut admettre que ces pigments résultent eux-mêmes du dédoublement de l'acide scatoxylsulfurique.

Uromélanates.

L'uromélanine a une fonction acide. Elle forme, avec les alcalis, des sels solubles dans l'eau, mais insolubles dans l'alcool. Ses sels alcalino-terreux sont insolubles dans ces deux véhicules. Ils sont décomposés par les acides minéraux et l'acide acétique.

Ils se présentent sous la forme d'une poussière brune, amorphe, fondant à une température peu élevée et donnant une laque noire à reflets brillants.

On les obtient en dissolvant l'uromélanine dans une lessive alcaline faible, et ajoutant à cette solution un volume égal d'alcool à 90°, et en laissant reposer vingt-quatre heures. On recueille le dépôt qui s'est formé. Il est constitué par un uromélanate.

Les solutions d'uromélanates sont plus foncées que les solutions d'uromélanine, qui leur ont donné naissance.

A la longue, les uromélanates se transforment en parauromélanates dont les sels sont solubles dans l'alcool, de sorte que l'addition d'alcool à leur solution aqueuse ne produit plus de précipité.

Action physiologique de l'uromélanine et des uromélanates.

Proust attribuait un pouvoir sialagogue à la résine urinaire. « Elle a, écrit-il, une saveur âcre et amère, qui fait crachoter d'une manière désagréable, analogue surtout à celle que l'on éprouve en goûtant les bulbes de l'arum ». Thudichum lui imputait les accidents à forme typhoïdique de l'urémie. Bouchard, dans ses remarquables leçons sur les Auto-intoxications, reconnaît une grande toxicité aux pigments de l'urine.

Nous injectâmes, à trois grenouilles, un demi-centimètre cube d'une solution d'uromélanine, dans de l'eau très légèrement alcaline. Les trois grenouilles périrent en moins de trois jours. Les effets produits furent les mêmes chez les trois; nous ne rapporterons donc qu'une seule expérience.

PREMIÈRE EXPÉRIENCE

23 janvier 1897. — Injection sous la peau de la cuisse gauche de 1/2 centimètre cube de la solution alcaline d'uromélanine.

On constate d'abord une période d'excitation qui dure 8 à 9 minutes à laquelle succède une période de torpeur qui débute par une gêne des mouvements. Les membres inférieurs sont légèrement contracturés, néanmoins la grenouille cherche encore à échapper quand on veut la saisir.

Deux heures après, l'impotence est plus marquée. L'animal rampe péniblement, il ne se retourne pas quand on le place sur le dos. Les membres sont encore contracturés. Le lendemain la grenouille semble inerte, elle ne bouge même plus quand on la pince. Flaccidité des membres. Le surlendemain matin on la trouve morte.

Nous devons signaler la rapidité avec laquelle la putréfaction est apparue et la coloration noirâtre de la peau à l'endroit de l'injection, coloration indiquant qu'une grande partie de la matière colorante s'est fixée dans les tissus et n'a, par conséquent, pas passé dans la circulation. C'est pour cette dernière raison que, suivant le conseil du Pr Bouchard, nous n'avons pas fait au lapin qui fait le sujet de notre deuxième expérience une injection sous-cutanée, mais une injection intra-veineuse. La veine marginale postérieure de la face dorsale du pavillon de l'oreille qui se laisse facile-

ment pénétrer sans dénudation préalable était tout in-
diquée pour l'introduction de la canule de Pravaz.

IIe EXPÉRIENCE

Poids du lapin, 2^{kgr},070.
Température rectale initiale, 38°,4.
Durée de l'injection, 6 minutes.
Quantité de liquide injecté, 20 centimètres cubes.

Le 14 avril 1897, immédiatement après l'injection on constate
chez l'animal une accélération très marquée de la respiration et
une salivation très abondante, pas de dilatation ni de rétrécisse-
ment de la pupille, pas d'élévation ni d'abaissement notable de
la température. Le lapin se tient blotti dans un coin et ne fait
aucun mouvement.

Le 15 avril. — La température est, à 9 heures, de 38°,2 ; il y a
eu émission de 22 centimètres cubes d'urine très foncée, colorée
en rouge noir et contenant une grande partie de l'uromélanine
injectée. L'animal est toujours immobile et n'a pas mangé.

Le 16 avril. — Même état que la veille. Émission de 10 centimètres cubes d'urine plus claire que la veille.

Le 17 avril. — Le lapin est plus alerte, il a mangé un peu,
mais les urines sont tombées à 5 centimètres cubes. Une goutte
d'acide nitrique les fait prendre en masse, tant elles sont riches
en urée.

Le 18 avril et les jours suivants l'animal semblait complètement rétabli mais les urines étaient toujours rares et riches en
urée.

Pour éviter toute cause d'erreur nous avons injecté
à un lapin témoin la même quantité du liquide alcalin
qui nous avait servi à dissoudre l'uromélanine.

IIIᵉ EXPÉRIENCE

Poids du lapin, $2^{kgr},220$.

Température rectale initiale, $37°,9$.

Durée de l'injection, 5 minutes 30 secondes.

Quantité de liquide injecté, 20 grammes.

On n'observa rien de particulier.

L'uromélanine a donc une action physiologique énergique puisqu'elle agit alors même qu'elle est en grande partie éliminée par les urines ou fixée sur les tissus. Elle excite la sécrétion salivaire, tarit la sécrétion urinaire, est un agent de dénutrition et de dépression.

Parauromélanine.

Ce pigment semble être l'uromélanine de Thudichum, pigment noir caractérisé par son insolubilité dans l'alcool et l'éther. On l'appelle quelquefois uropittine.

On le retire du dépôt noir qui se forme dans les urines soumises longtemps à l'action des acides en présence de l'air, ou comme le faisait Proust, du résidu de l'évaporation de l'urine. On épuise d'abord par l'alcool pour enlever l'uromélanine, puis on dissout dans l'ammoniaque, on ajoute à cette solution un volume égal d'alcool qui précipite les uromélanates, si toute l'uromélanine n'avait pas été enlevée et on évapore à siccité après filtration.

La parauromélanine se présente sous l'aspect d'une masse brillante noire, insoluble dans l'alcool et l'éther, très soluble dans les alcalis. Les sels qu'elle forme sont solubles dans l'alcool.

CONCLUSIONS

Les principales matières colorantes de l'urine normale sont :

L'urochrome, pigment jaune auquel l'urine récemment émise doit sa coloration jaune ambrée et qui donne par oxydation une matière colorante rouge, l'uroérythrine et une matière colorante noire l'uromélanine.

L'uroérythrine, dérivé de l'urochrome caractérisée par sa faible solubilité dans l'éther et par l'action qu'exercent sur lui les réducteurs qui régénèrent le pigment jaune et les oxydants qui le transforment en uromélanine.

L'indirubine, produit le dédoublement d'un chromogène probablement dérivé de l'indol, présentant la particularité de se décolorer aussi bien par les oxydants que par les réducteurs.

Enfin l'uromélanine, dernier terme de l'oxydation de l'urochrome et de l'uroérythrine, ayant une fonction acide et formant des sels insolubles dans l'alcool et doués d'un grand pouvoir colorant.

INDEX BIBLIOGRAPHIQUE

E. Baumann. — *Archiv. für Physiol.*, XIII.

E. Baumann et Brieger. — *Zeitschr. f. physiol. Chemie*, t. III, p. 274.

E. Baumann et Tiemann. — *Ber. d. deutsch. chem. Gesellschaft*, t. XII, p. 1098 ; t. XIII, p. 153.

Beaume. — *Thèse*, Paris, 1879.

Becquerel. — Séméiotique des urines. Paris, 1842.

Berdez et Nencki. — *Archiv. f. exper. Pathol.*, t. XX, p. 346, 1886.

Bouchard. — Leçons sur les auto-intoxications dans les maladies. Paris, 1887.

Braconnot. — *Annales de chimie et de physique*, 2ᵉ série, t. XXIX, p. 252, 1825.

Brieger. — *Zeitsch. f. physiol. chem.*, t. IV, p. 414.

L. Cantin. — *Journal de Chimie médicale*, 1833, t. IX, p. 104.

Carter. — *Edimburgh medical Journal*, 1860, t. V, p. 119.

Cordier. — Maladies de la nutrition, 1897, p. 48.

Danlos. — Art. Urine. In. *nouv. dict. de médecine et de chirurgie*, t. XXXVII.

Dastre et Floresco. — *Arch. de phys.*, 1897, p. 725.

Disqué. — *Zeitschrift f. physiol. chemie*, 1877, II, p. 259.

Eichholtz. — *Journ. of. physiol.*, XIV, p. 326.

Eliacheff. — *Soc. de biologie*, 1891.

Eiselt. — *Prager. Vierteljahrschrift. für die praktische Heil-kunde*, t. LXXVI, p. 47.

Esoff. — *Pflüger's Archiv.*, t. XII, p. 50

Flotz. — *Zeitsch. f. physiol.*, VIII, p. 85.

X. Fontenelle. — *Archives générales de médecine*, 1823, t. II, p. 104.

Ganghofner et Przibram. — *Prager Vierteljahrschrift. für die praktische Heilkunde*, t. CXXX, p. 77, 1876.

Garrod. — *Proceed. Roy. Soc.*, LV, p. 394.

— *Journal of. Physiol.*, XIII, p. 598.

A. Gautier. — Leçons de chimie biologique normale et pathologique, 1897.

Gautrelet. — Maladies de la nutrition, *passim*.

Golding-Bind. — De l'urine et des dépôts urinaires, p. 216.

Grimm. — *Arch. f. exp. Pathol. und. Pharm.*, c. xxxii, p. 246.

Guinard. — *Soc. de Biol.*, 13 mai 1893.

Gubler. — *Soc. de Biol.*, 1851.

— *Soc. méd. des hôp.*, 1855-1857.

Hardy. — Principes de chimie biologique.

Harley. — *The urine and its derangements*. Philadelphie, 1872.

Hayem. — *Bulletin de la soc. méd. des hôpitaux*, 1889.

Heller. — *Archives*, 1854 [2], t. III, p. 367.

Hoppe-Seyler. — Traité d'analyse chimique appliquée à la physiologie et à la pathologie, 1877.

R. von Jaksch. — *Zeitschrift für physiolog. chem.*, XIII, 1889, n° 4.

Jaffé. — *Jahresbericht de Virchow. et Hirchs*, 1871.

— *Centralblatt.*, 1873, p. 211.

—   1875, p. 658.

— *Archiv. gén. de médecine*. Paris, 1873, t. XXI, p. 100.

Kiener et Engel. — *Soc. de biologie*, 6 octobre 1888.

— *Archiv. de Phys. norm. et path.*, t. XX, n° 6, p. 198.

Labadie-Lagrave. — Urologie clinique et maladie des reins.

Lereboullet et Ménar. — Art. Urine. In. *dict. encyclopédique*, 5e série, t. I.

Lecocq de Boisbaudran. — Les spectres lumineux, 1874.

Lheritier. — Traité de chimie pathologique, 1842.

Mac Munn. — *Jahresber. f. Thierch.*, 1883, p. 321.

— *Journal of. physiol.*, 1890, t. XI.

Rich-Maly. — *Ann. de chem. und. Pharm.*, t. CLXI, p. 368; t. CLXIII, p. 90.

Mary Putnam. — *Medical record*, 6 nov. 1897.

Mehu. — *Archiv. génér. de thérapeutique*, 1871.

— Traité de chimie médicale.

— Urines et calculs urinaires, 1880, p. 49.

Milne-Edwards. — Leçons sur la physiologie et l'anatomie comparée de l'homme et des animaux, t. VII, 1862.

Meister. — *Zeitsch. phys. chem.*, p. 130.

Mörner. — *Zeitsch. f. physiol. chem.*, t. XI, p. 66.

Nencki et Sieber. — *Journal für praktische chem.*, t. XXVI, p. 333.

— *Bull. Soc. chim.*, t. XXXIX, p. 618.

Neubauer et Vogel. — De l'urine et des sédiments urinaires.

Niseron. — De l'urine. *Thèse*, Paris, 1869.

Pollak. — *Med. Centralbl.*, 1890, p. 706.

Pouchet (G.) — Contribution à la connaissance des matières extractives de l'urine. *Thèse*, Paris, 1880.

Pouchet. — Compt. rendus. *Soc. biol.*, [9], III, p. 241.

Proust. — *Annales de chimie*, 1800, t. XXXVI, p. 258.

— *Annales de chimie et de physique*, 1820, t. XIV, p. 257.

Rabuteau. — *Soc. de biol.*, 17 juin 1875.

Reoch (J). — *Journal. of. Anat. and. Phys.*, 1875, t. XV.

Riva. — *Archivio italiano di clinica medicina.*

— *Archives de biologie italienne*, 1893, t. XVI, p. 20.

Robin (Alb.). — Essai d'urologie clinique. Paris, 1877.

— *Soc. de biol.*, 1877.

Robin (Ch.). — Leçons sur les humeurs normales et morbides du corps de l'homme. Paris, 1874.

Robin et Verdeil. — Chimie anatomique, t. III, p. 396.

Rosenbach. — *Centralb. f. d. med. Wissensch.*, 1890, p. 947.

Rosin. — *Centralb. f. Klin. Med.*, 1889, p. 510.

   —   *Deutsch. med. Wochenschr.*, 1890-1891-1893.

Scharling. — *Ann. der Chemie und Pharm.*, 1842, t. XLIII, p. 265.

Schmidt's. — *Jarhrbücher*, 1865, t. CXXV, p. 154.

Schunck. — *Mem. of. the. Litter. and. Philos. soc. of.*, *Manchester*, 1857, t. XIV, p. 401.

Schutzenberger. — Traité de chimie générale, t. VI.

Simon (Fr.). — *Animal Chemistry*, t. II, p. 119.

   —   *Journ. für prakt. Chem.*, 1841, t. XXII, p. 113.

Sobernheim. — *Centralbl. f. d. med. Wissensch.*, 1872, p. 566.

Stokvis. — *Zeitsch. f. anal. Chem.*, XXIX, p. 241.

Struve. — *Bull. Soc. Chim.*, 1877, p. 84.

Tarchanoff (J.). — *Pflüger's Archiv.*, 1874, t. IX, p. 53.

Thudichum. — *The Harling's Prize essay.*, 1852.

   —   *Brit. med. Journ.*, 1864-1874.

   —   *Journ. of. the. Chem. Soc.*, 1875, t. XIII, p. 399.

   —   Comptes rendus de l'*Académie des Sciences*, 1888, p. 1803.

Tyson (James). — Guide pour l'examen pratique de l'urine.

Udransky. — *Zeitsch. f. phys. Ch.*, 1897, t. XI, p. 133.

Vauquelin. — *Ann. du Museum d'histoire naturelle*. 1811, t. XVII, p. 133.

Villejean. — Pigments et matières colorantes de l'économie animale. *Thèse d'Agrégation*, 1886.

Vulpian. — Cours de la Faculté de médecine, 1874.

Vogel. — *Ann. de Chimie*, t. XCVI, p. 306.

Wurtz. — Dictionnaire de Chimie.

Wurzer. — Traité de Chimie de Berzelius, t. VII, p. 358 et 743.

Zawadski. — *Arch. f. exp. Pathol. u. Pharmacie*, t. XXVIII, 450.

Zoja. — *Archiv. de biologie italienne*, XIX, p. 425.

TABLE DES MATIÈRES